Zuckerfreie Ernährung

Beenden Sie Ihre Zuckersucht mit diesen leckeren und gesunden Rezepten - überwiegend Low Carb High Fat (LCHF). Mit diesem Kochbuch ist schlemmen und abnehmen zugleich möglich!

Ines Scherer

Inhalt

Einleitung

Wenn wir eine zuckerfreie Ernährung anstreben, werden wir uns sicher darüber informieren, was zu tun ist. Doch viele von uns wissen nicht recht, wie sie ihren Ernährungsplan genau gestalten sollen.

Deshalb schlagen wir Ihnen hier einige Rezepte vor, die nicht nur Süßspeisen enthalten, sondern auch Gerichte, die den Blutzucker in Grenzen halten. Wir haben die Rezepte in Kategorien unterteilt, und zwar:

- Frühstück
- Mittagessen
- Abendbrot
- LCHF Brote, Kuchen und Süßspeisen

Jetzt bleibt uns nur noch, Ihnen guten Appetit und gutes Gelingen zu wünschen!

Kapitel 1: Frühstück

Die meisten von uns frühstücken falsch. Entweder schnell nur eine Tasse Kaffee, oder in Eile ein belegtes Brötchen. Beides ist nicht gerade der beste Start in den Tag, vor allem, wenn uns noch eine Menge Arbeit erwartet. Meistens sind wir dann bis zum Mittagessen so hungrig, dass wir dann wahllos alles in uns hineinschlingen, was wir bekommen können.

Der beste Zeitpunkt, sich an ein gesundes Frühstück zu gewöhnen, ist deshalb das Wochenende oder der Urlaub. Lassen Sie also die Kombination Brot-Butter-Marmelade stehen, und fangen Sie mit einer gesunden, Powermahlzeit an.

1. Omelette – Grundrezept

- 1 ganzes Ei
- 1 Eigelb
- 1 Esslöffel Creme fraiche
- Salz
- 2 Teelöffel Butter

Butter in einer Pfanne erwärmen. Eier, Eigelb und Creme fraiche mit Salz verquirlen, in die Pfanne gießen und stocken lassen.

Wenn Sie es herzhaft mögen, lassen Sie einige Speckwürfel in der Butter anrösten, und gießen erst dann die Eier dazu. Ergänzen können Sie dieses Frühstück mit frischem Paprika, Tomaten, Radieschen. Ihrer Fantasie sind keine Grenzen gesetzt.

2. Gemüseomelette (4 Portionen)

- 1 Tasse gekochte Broccoli Röschen
- 1 rote Paprika in dünnen Streifen
- 1 Zwiebel, mittelgroß, dünn geschnitten
- 2 Esslöffel Butter
- 2 Esslöffel Olivenöl
- 6 Eier
- 2 Esslöffel Creme fraiche
- 1 Prise getrockneter Rosmarin und Origano
- Salz, Pfeffer
- 1 Tasse geriebener Käse (Gouda, Emmentaler etc.)

Zunächst Paprika und Zwiebel in 1 Esslöffel Butter und 1 Esslöffel Olivenöl kurz andünsten. Aus der Pfanne nehmen, Eier mit den Gewürzen, Broccoli, Paprika und Zwiebeln mischen; das restliche Fett in die Pfanne geben, Gemüsemischung dazu gießen, und stocken lassen. Den Käse darüber streuen, Pfanne bedecken und noch so lange erhitzen, bis der Käse schmilzt.

3. Äpfel im Schlafrock mit Quark

- 2 Äpfel
- 2 Eier
- 100 ml Milch
- 4 Esslöffel Mehl
- Stevia nach Geschmack
- Prise Zimt
- 2 Esslöffel Butter zum Backen
- 50 g Quark
- Abgeriebene Schale und Saft von einer Zitrone
- Prise Zimt
- Stevia nach Geschmack (oder ein anderer Süßstoff nach Ihrer Wahl)

Eier trennen. Eigelb, Milch und Mehl verrühren, mit Zimt und Stevia abschmecken, den Eischnee hinzufügen. Äpfel schälen, Kerngehäuse ausstechen und quer in Scheiben schneiden. Butter erhitzen, Äpfel durch diesen Backteig ziehen und von jeder Seite braun braten.

Den Quark mit allen anderen Zutaten glatt rühren, zu den Äpfeln im Schlafrock servieren.

4. Eibrot

Das Eibrot ist wirklich etwas für sehr Eilige, aber trotzdem lecker und sehr sättigend. Dabei geht es nicht einfacher:

- 2 Scheiben dunkles Vollkornbrot
- Butter nach Bedarf
- 2 hartgekochte Eier
- Senf
- Schnittlauch

Das Vollkornbrot leicht toasten, mit Butter dünn bestreichen. Die hartgekochten Eier in Scheiben schneiden und auf dem Brot schuppenartig anrichten. Jede Eischeibe mit einem Tupfer Senf verzieren, und gehackte Schnittlauchröllchen darüber streuen.

Wer mag, kann anstatt der Eier auch Tomaten auf das Brot legen, und mit Basilikumblättern bestreuen.

5. Fruchtjoghurt-Varianten

Der käufliche Fruchtjoghurt hat immer Zucker drin! Aber Sie müssen nicht darauf verzichten, und können sich leicht einen leckeren Joghurt zum Frühstück selber mischen.

Dazu brauchen Sie natürlich zunächst einen zuckerfreien Naturjoghurt. Die Früchte, die Sie dazu geben, können Sie dann ganz nach Vorliebe auswählen, es geht auch ganz prima mit Tiefkühlware, falls Ihr Lieblingsobst noch nicht Saison hat. Und eine prima Idee ist, den Joghurt mit einer leckeren Chiamarmelade aufzupeppen. Und so gehen Sie vor:

- 300 g Himbeeren (Erdbeeren, Brombeeren, oder ein anders Obst Ihrer Wahl
- 20 g Chiasamen zum Obst geben und gut verrühren, damit eine dickere Masse entsteht

Diese „Marmelade" auf den Joghurt geben und genießen. Die Reste der Marmelade halten sich im Kühlschrank gut verschlossen einige Tage.

Weitere Zutaten, die Sie zum Joghurt geben können, sind folgende:

- Prise Zimt
- Geraspelte dunkle Schokolade (70% Kakaoanteil)
- Vanillepulver

6. Mandelbrei mit Früchten

- 100 ml Wasser
- 100 ml Mandelmilch
- 50 g gemahlene Mandeln
- Prise Salz
- Stevia nach Geschmack
- Lieblingsgewürz (Zimt, Vanille, gemahlenes Nelkenpulver)

Milch, Wasser, Mandeln und Gewürze in einen Topf geben, und unter Rühren erwärmen, bis die Milch dicker wird, aber nicht kochen. Abkühlen lassen, und mit Früchten Ihrer Wahl garnieren. Sie können Beerenfrüchte, Bananen, Orangen, aber auch klein gehackte Nüsse, Kokos oder Mandelblättchen darüber streuen.

7. Granola

Granola ist eine leckere Müslivariante. Leicht herzustellen, und wirklich vielseitig. Sie können es mit Joghurt, Mandelmilch, fettarmer Milch oder nur so, als Knabberei genießen.

- 3 Tassen ungezuckerte Kokosflocken
- 2 Tassen gemischte Nüsse (Walnüsse, Mandeln, Cashewnüsse, Kürbiskerne, gehackt)
- 2 Esslöffel Chiasamen
- 1 Teelöffel Zimt
- 5-7 Esslöffel Kokosöl oder geschmolzene Butter

Den Backofen auf 250 Grad erhitzen, ein Backblech mit Backpapier auslegen. Alle Zutaten vermischen, auf das Blech streichen und 15-20 Minuten backen, oder bis alles eine hellbraune Farbe annimmt. Zwischendurch nach 10 Minuten ein wenig durchrühren. Wenn es fertig ist, herausnehmen und auskühlen lassen.

Diese Menge reicht für etwa fünf Schälchen.

8. Tomaten mit Frischkäse

- 3-4 reife Tomaten
- Eine Tasse Frischkäse (Hüttenkäse)
- Eine Handvoll gehackte Nüsse (Cashewnüsse, Mandeln…)
- 1 Esslöffel Leinsamen (gemahlen)
- Prise Salz,
- Schnittlauch oder Knoblauch, gehackt, nach Wunsch

Alles vermengen, und mit einer Scheibe Vollkornbrot genießen. Nach Wunsch können sie gerne auch andere Gemüsesorten nehmen, wie Gurken, Paprika, Rote Bete usw.)

9. Porridge

Machen wir es doch einmal den Engländern nach, und lassen uns Porridge zum Frühstück schmecken. Viele Zutaten brauchen Sie nicht, es ist schnell fertig, und liefert Energie für den ganzen Tag.

- 50 g Haferflocken oder Porridge-Mischung
- 350 ml Milch
- 1 Becher griechischer Joghurt
- Ein wenig Honig

Wasser und Haferflocken in einen Topf geben, erwärmen und einige Minuten ganz leise köcheln lassen, immer wieder umrühren. Ein bisschen stehen lassen, bis der Brei eindickt. Dann in eine Schale geben, etwas Joghurt darauf verteilen, und Honig darüber träufeln.

Wenn Sie Lust haben, können Sie Porridge mit einer zerdrückten Banane oder ein paar Löffeln Apfelmus verfeinern, und eine Prise Zimt darüber streuen.

10. Gemüserohkost mit Joghurtdip

Ein frisches, vitaminreiches Frühstück, besonders lecker an heißen Sommertagen.

- Kohlrabi, Karotten, Gurken – Menge nach Wunsch, geputzt und in Stifte oder dünne Scheiben geschnitten
- Naturjoghurt
- Frischer Schnittlauch
- Salz, Pfeffer

Das Gemüse putzen und in Stifte schneiden. Joghurt etwas salzen und pfeffern, mit gehacktem Schnittlauch bestreuen. Gemüse mit diesem Dip essen. Wer mag, kann den Joghurt zusätzlich mit Dill bestreuen.

Kapitel 2: Mittagessen

Wenn Sie arbeiten, gehen Sie mittags oft in die Kantine, oder essen etwas Mitgebrachtes. Beim Kantinenessen ist es oft schwierig, sich etwas herauszusuchen, das den Blutzucker stabil halten könnte. Daher ist es sehr empfehlenswert, etwas von daheim mitzunehmen, denn nur so sind Sie sicher, genau das zu essen, was Sie wollen und was Ihnen schmeckt und bekommt.

Hier nun einige Lunchbox-Vorschläge, und natürlich einige Rezepte für all jene unter Ihnen, die zu Hause eine warme Mahlzeit vorbereiten.

Für eine sättigende, feine Büromahlzeit sind verschiedene Salate die erste Wahl. Sie können sie gut auch am Abend vorbereiten und im Kühlschrank aufbewahren, entweder im Schraubglas oder Frühstücksbox.

1. Sommerlicher Salat

Ein erfrischender Salat, auch für Vegetarier geeignet.

- 1 Kugel Mozzarella
- 1 große, reife Tomate
- 1 Chili
- 1 Salatkopf Romanesco
- Salz, Pfeffer, Olivenöl, Weinessig
- Provenzalische Kräuter nach Geschmack

Alle Zutaten in mundgerechte Stücke schneiden oder zerzupfen, mit Gewürzen, Öl und Essig vermischen. Diesen Salat sollten Sie frisch zubereiten, weil sich Tomaten mit Essig und Öl nicht so gut im Kühlschrank halten.

2. Feta-Eier-Salat

- 2 hartgekochte Eier
- 1 Tasse Fetakäse
- 1 Paprika
- 1 Tomate
- 1 kleinere Gurke
- Salz, Pfeffer
- Saft einer Zitrone
- Etwas Olivenöl

Hartgekochte Eier und Feta etwas zerkleinern, das in mundgerechte Stücke geschnittene Gemüse dazu mischen, und mit einem Dressing aus Zitronensaft, Olivenöl, Salz und Pfeffer nach Geschmack würzen.

3. Mongolischer Salat

- 3 größere Karotten
- 2 Esslöffel geriebener, frischer Meerrettich
- 2 Esslöffel frisch geriebene Rote Bete
- 2 hartgekochte Eigelb
- 200 ml saure Sahne
- 100 ml Mayonnaise (mit wenig Fett, oder hausgemacht)
- 1 Teelöffel Kümmel
- Salz und Pfeffer

Karotten grob reiben, Meerrettich und Rote Bete fein raspeln. Eigelbe mit einer Gabel zerdrücken, zum Gemüse geben. Saure Sahne und Mayonnaise dazu mischen, Kümmel und Salz zugeben, gut pfeffern. In ein Schraubglas schichten. Dieser Salat sollte mindestens zwei Stunden im Kühlschrank ziehen, bevor Sie ihn servieren.

4. Hähnchenbrust mit Orange, Rucola und schwarzen Oliven

Wenn Sie vom Brathähnchen noch gebratenes Brustfleisch übrig haben, können Sie sich diesen sättigenden Salat zubereiten. Ansonsten braten Sie einfach ein Hähnchenbrust-Filet in Butter.

- 200 g kalte Hähnchenbrust, gebraten
- 1 Orange
- 10 schwarze Oliven
- Eine Handvoll Rucola
- Olivenöl
- Pfeffer und Salz nach Wunsch

Hähnchenfleisch und Orangenspalten in Würfel schneiden. Rucola waschen und putzen. Alle Zutaten miteinander vermischen, mit Olivenöl beträufeln. In einer Lunch Box mit ins Büro nehmen.

5. Zucchinisalat

- 1 Zucchini
- 15 schwarze Oliven
- 100 g Fetakäse
- 10 Basilikumblätter
- Einige Zweige Thymian
- 100 g Parmaschinken
- 20 g Grana Padano Käse
- Olivenöl
- Aceto Balsamico
- Salz und Pfeffer

Zucchini waschen und abtrocknen, in dünne Scheiben schneiden, und auf der Grillpfanne in wenig Olivenöl auf beiden Seiten goldbraun braten. Mit Essig und Öl beträufeln. Den Schinken in Streifen geschnitten dazugeben, mit Basilikum, Thymian und geraspeltem Grana Padano würzen. Alles gut vermischen und in einer Lunch Box mitnehmen.

Und nun einige Vorschläge für warme Mahlzeiten, wenn Sie zu Hause das Essen für die Familie frisch kochen. Hier möchte ich bemerken, dass alle warmen Mahlzeiten – wenn überhaupt – nur sehr wenige Kohlehydrate enthalten. Da Kohlehydrate den Blutzucker sehr schnell in die Höhe treiben, sind diese Gerichte auch für Diabetiker sehr empfehlenswert.

6. Hähnchenbrustfilet in Kokosmilch

Ein exotisches Gericht, schnell zubereitet und wirklich sehr lecker! Die Mengen sind für 4 Personen vorgesehen. Passen Sie sie Ihrer Familie an.

- 3 Hähnchenbrustfilets
- 200 ml Kokosmilch
- 100 ml Sahne
- 2 Esslöffel Senf
- 4 Esslöffel frisch geriebener Ingwer
- 2 Esslöffel Butter
- 1 Teelöffel scharfes Paprikapulver
- 1 Prise Muskatnuss
- Abgeriebene Schale einer Bio-Zitrone
- 1 Esslöffel Zitronensaft
- 1 Teelöffel Currypulver
- 1 Esslöffel Schwarzkümmel
- 1 Esslöffel Kümmel
- Salz und Pfeffer

Am Abend zuvor reiben Sie die Hühnerbrust mit Ingwer gut ein. In eine Schale legen, mit Frischhaltefolie abdecken und im Kühlschrank marinieren lassen. Vor der Zubereitung den Ingwer vom Fleisch entfernen, und die Filets gut mit einer Mischung von Senf und scharfem Paprika einreiben. In heißer Butter auf beiden Seiten gut anbraten, bis sich eine braune Kruste bildet. Dann mit Kokosmilch und Sahne aufgießen und aufkochen lassen. Einige Minuten köcheln und vom Feuer nehmen. Einen Teelöffel Senf und die Gewürze hineinmischen und noch einmal kurz auf kleiner Flamme köcheln. Zum Schluss mit abgeriebener Zitronenschale und Zitronensaft würzen, gut salzen und pfeffern.

Klassisch serviert man dieses exotische Gericht mit gekochtem, körnigem Reis, aber da wir den Blutzucker in Grenzen halten wollen, nehmen wir als Beilage bissfest gegarte Brokkoli Röschen.

7. Kalbsbraten mit grünem Spargel

Lassen Sie sich von Ihrem Metzger ein schönes Stück Kalbsbraten oder Kalbshaxe geben. Salzen Sie das Fleisch von allen Seiten, und lassen es 2 Stunden ruhen. Dann würzen Sie es mit Rosmarin und Thymian.

Das Fleisch in eine tiefe Pfanne legen, und eine ganze Knoblauchknolle in Zehen geteilt dazu geben. Mit Öl begießen, etwas heißes Wasser in die Pfanne geben, und bei 180 C braten, dabei oft mit dem Saft oder Wasser begießen. Pro Kilogramm rechnet man etwa 35 Minuten Bratzeit.

Inzwischen grünen oder weißen Spargel (nach Ihrer Wahl) kochen. Wenn das Fleisch fertig ist, mit Spargel als Beilage servieren.

8. Wildlachs mit Mangold

Wenn Sie Lachsfilet mit Haut bekommen können, greifen Sie zu, denn eine Fischmahlzeit pro Woche ist sehr zu empfehlen. Natürlich können Sie auch auf andere Fischsorten zurückgreifen, aber dies ist ein besonders leckeres Rezept.

- Lachsfilet, frisch
- Mangold, für 4 Personen etwa 1 kg
- Knoblauch
- Olivenöl
- Saft und abgeriebene Schale einer Bio-Zitrone

Fischfilets etwa 1-2 Stunden mit Zitronensaft, Salz, Pfeffer und abgeriebener Schale im Kühlschrank marinieren. Herausnehmen, die Haut gut mit gehacktem Knoblauch und Olivenöl einreiben. In einer Pfanne etwas Butter mit Olivenöl erhitzen. Die Fischfilets mit der Haut ins Öl legen und bei starker Hitze braten, bis der weiße Saft heraustritt. Dann sorgfältig auf die andere Seite wenden und fertig braten.

Mangold putzen, etwas kleiner schneiden und in Salzwasser kurz kochen. Die weißen Stiele dranlassen. Gut abtropfen lassen, salzen und mit Olivenöl beträufeln. Zum Lachs servieren.

9. Gefüllte Calamari in Folie oder Bratschlauch

Das ist eine gute Mahlzeit, weil sowohl der Backofen, als auch die Bratpfanne sauber bleiben.

- Pro Person 2 mittelgroße Calamari (geputzt, aber mit Fangarmen)
- 3-4 Knoblauchzehen, fein gehackt
- Ein Bund Petersilie, fein gehackt
- Olivenöl
- Folie oder Bratschlauch

Die Fangarme (Tentakel) von den Calamari klein schneiden, und zusammen mit Knoblauch und Petersilie mischen. Diese Mischung in den Hohlkörper füllen, und die Öffnung mit einem Zahnstocher verschließen. In den Bratschlauch oder auf die Folie einige Tropfen Olivenöl gießen, gefüllte Calamari einfüllen oder einwickeln, mit Salz und Pfeffer bestreuen und gut verschließen. Das Päckchen in den auf 180 Grad vorgeheizten Ofen schieben, und etwa 45 Minuten braten.

Herausnehmen, mit Zitronenspalten garnieren. Dazu kann man gekochtes Gemüse (Mangold, Fenchel, Broccoli) mit Olivenöl beträufelt reichen. Wer nicht so sehr auf Kohlehydrate achten muss, kann auch Salzkartoffeln mit Butter und Petersilie dazu essen.

10. Falsche „Spaghetti Bolognese“

Wenn Sie einen Spiralschneider für Gemüse besitzen, können Sie sich Spaghetti aus Zucchini mit der Sauce Bolognese schmecken lassen.

Die Sauce bereiten Sie folgendermaßen vor:

- 500 g Rinderhackfleisch
- 2 Zwiebeln
- 1 Esslöffel Butter und so viel Olivenöl, dass der Pfannenboden bedeckt ist
- 400 g gehackte Tomaten (oder aus der Dose)
- Salz, Pfeffer, Rosenpaprika nach Geschmack
- Basilikum, Thymian
- 4 gehackte Knoblauchzehen

Zunächst die gehackten Zwiebeln zusammen mit dem Rindfleisch andünsten. Tomaten zugeben, würzen, mit ein wenig Wasser aufgießen und etwa 45 Minuten leise köcheln lassen. Ganz zum Schluss mit den Kräutern und dem Knoblauch würzen.

Die Zucchini (Menge nach Wunsch) waschen und mit dem Spiralschneider in „Spaghetti“ schneiden. Eine Minute im kochenden Salzwasser blanchieren, abgießen, und mit der Sauce Bolognese servieren. Reichlich mit Parmesan bestreuen.

11. Eier Bolognese

Bei diesem interessanten Gericht bereiten Sie zunächst die Sauce Bolognese in einer großen Pfanne nach dem obigen Rezept zu. Ferner brauchen Sie:

- 6 Eier
- Geriebener Parmesan
- Schwarze Oliven

Wenn die Sauce fertig ist, etwas glatt streichen und mit einem Löffel sechs Vertiefungen machen. Vorsichtig sechs Eier hinein schlagen, mit einem Deckel zudecken und noch weitere 5 – 8 Minuten kochen, bis die Eier stocken. Dann pfeffern, mit Parmesan bestreuen, und das Gericht mit Oliven und einem grünen Salat servieren.

12. Wirsingauflauf

Auch hier verwenden wir das Bolognese Grundrezept, doch für dieses herzhafte Gericht benötigen Sie noch:

- 1 großen Kopf Wirsing
- 2 Becher Creme fraiche
- 200 g Pizzakäse
-

Den Wirsingkopf putzen, in Streifen schneiden und etwa 10 Minuten im kochenden Salzwasser blanchieren. Abtropfen lassen.

Eine ofenfeste Pfanne mit etwas Olivenöl ausstreichen und abwechselnd Wirsing und Sauce Bolognese hinein schichten. Jede Schicht noch ein bisschen salzen und pfeffern. Die Creme fraiche mit dem Pizzakäse vermischen und auf den Auflauf gießen. Im heißen Ofen etwa 30 Minuten backen, bis der Käse schmilzt und goldbraun ist.

13. Putenschnitzel mit Rosenkohl

- 1 kg Rosenkohl
- 4 Putenschnitzel
- 2 gehackte Knoblauchzehen
- Salz, Pfeffer
- Scharfer Senf
- Currypulver
- Kümmel
- 100 ml Sahne

Rosenkohl waschen, putzen und mit gehacktem Knoblauch und Salz bestreuen. In wenig Butter von allen Seiten braten, bis es Farbe annimmt und bissfest ist.

Die Putenschnitzel salzen, den scharfen Senf mit Currypulver mischen, und damit die Schnitzel einreiben. In einer zweiten Pfanne etwas Butter zerlassen, die Schnitzel hineinlegen und braten, bis sie eine goldbraune Farbe annehmen. Dann die Hitze herunterschalten, mit Sahne aufgießen, Kümmel dazu geben, zudecken und noch etwa 10 Minuten köcheln.

Noch einmal abschmecken, und mit dem Rosenkohl sofort servieren. Wenn Sie mögen, können Sie die Schnitzel und den Rosenkohl zusammen in eine ofenfeste Pfanne legen, mit etwas Käse bestreuen, und überbacken, bis der Käse schmilzt. Mit einem Salat nach Ihrer Wahl servieren.

14. Spargel im Schinkenmantel

Sie haben Gäste, und möchten ihnen etwas Leichtes aber doch Raffiniertes anbieten? Dann ist dieser Vorschlag genau das Richtige für Sie. Anstatt wie gewohnt den Spargel klassisch mit Schinken und Salzkartoffeln zu servieren, probieren Sie mal dieses Rezept aus.

- 2 Bund weißer Spargel (etwa 40 Stangen)
- 200 g dünn aufgeschnittene Parmaschinken Scheiben
- 2 Esslöffel Butter
- Parmesan, in breite Spänen gehobelt, etwa 2 Esslöffel
- Ein wenig geriebene Zitronenschale
- Salz und Pfeffer
-

Spargel schälen und kochen, bis er weich ist. Abgießen und auf einer Serviette trocknen. Eine feuerfeste Form ausbuttern, jeweils 4 Spargelstangen mit Schinken umwickeln, und dicht an dicht hinein schichten. Die Köpfe mit etwas zerlassener Butter beträufeln, mit Zitronenschale bestreuen und den Parmesankäse nur über die Mitte geben. Leicht pfeffern, und im vorgeheizten Ofen auf 180 Grad etwa 30 Minuten braten, bis der Schinken kross ist.

Dazu servieren Sie eine pikante Sahnesauce anstelle der üblichen Sauce Hollandaise.

- 2 Esslöffel Butter
- 300 ml Schlagsahne
- 1 Esslöffel Senf
- 1 Eigelb
- Salz, Pfeffer, Piment, Cayennepfeffer, Muskatnuss, Ingwerpulver, Schale und Saft einer Bio-Zitrone

Die Butter schmelzen, mit der Schlagsahne aufgießen und aufkochen. Eigelb, Senf und Gewürze dazu geben, und gut rühren. Wenn die Sauce beginnt einzudicken, Zitronensaft und Schale dazugeben und nach Bedarf noch etwas würzen. Zum Spargel servieren.

15. Gemüseeintopf

Ein schönes Gericht für Vegetarier, ohne Mehlschwitze und Kartoffeln, leicht und sehr bekömmlich.

- Insgesamt 1 kg Gemüse nach Ihrer Wahl: Zucchini, grüne Bohnen, Paprika, Karotten, Kohlrabi...alles, was Sie mögen
- 2-3 Zwiebeln
- Rinder- oder Hühnerbouillon, selbst gemacht
- Butter und Olivenöl
- Würzkräuter (Selleriegrün, Petersilie, Thymian, Basilikum)
- 1 Esslöffel saure Sahne

Butter und Olivenöl zusammen erhitzen, und die klein geschnittenen Zwiebeln andünsten. Das in kleinere Stücke geschnittene Gemüse dazu geben, und mit Bouillon aufgießen. Salzen und pfeffern, und die Würzkräuter hinzufügen. Alles kochen, bis das Gemüse weich ist. Zum Schluss saure Sahne dazu geben und mit frisch gehackter Petersilie bestreuen.

Kapitel 3: Abendbrot

Abends geben wir uns meistens mit einem leichten Snack zufrieden, wenn das Mittagessen üppiger war. Wer erst am Abend frisch kocht, nimmt einfach die Rezepte vom Mittagessen. Außerdem gibt es in den Rezepten allgemein viele zusätzliche Ideen und Anregungen, so dass Sie gerne Ihre Phantasie spielen lassen können, wenn Sie dabei bleiben, die Kohlehydrate zu meiden.

1. Zucchinikugeln

Kleine, feine Bissen zu einem Glas frischen Wein. Ja, Sie lesen richtig, ein Glas Rot- oder Weißwein ist für alle, die Kohlehydrate meiden, sehr empfehlenswert, denn er stabilisiert den Blutzucker – aber es muss bei dem einen Glas bleiben!

- 1 Zucchini
- 1 Ei
- 2 Knoblauchzehen
- 2 Esslöffel klein geschnittener Speck / Schinken
- 1 Mozzarella in kleine Würfel geschnitten
- Ein wenig gehackte Petersilie und Majoran
- Haferkleie
- Sesam
- Olivenöl
- Salz, Chilipfeffer

Zucchini grob reiben, Knoblauch klein hacken. Alles im Olivenöl andünsten, bis die Zucchini keine Flüssigkeit mehr abgeben. Etwas abkühlen lassen, und dann Ei, Schinken (oder Speck), Petersilie, Majoran, Salz, Chilipfeffer und 2-3 Esslöffel Haferkleie hinzufügen. Vermischen, bis eine kompakte Masse entsteht. Dann daraus kleine Kugeln formen, in jede Kugel eine Vertiefung drücken und einen Würfel Mozzarella hinein drücken. In Sesam wälzen und auf ein mit Backpapier belegtes Blech legen. Mit wenig Olivenöl beträufeln und bei 200 Grad 10 – 15 Minuten backen.

Wenn Sie es etwas pikanter mögen, geben Sie nach Wunsch etwas geriebenen Parmesan dazu.

2. Pizza

Mit den entsprechenden Zutaten können Sie eine Pizza ohne Kohlehydrate backen, und müssen nicht auf Ihr Lieblings-Abendessen verzichten.

Für den Teig:

- 120 g Haferkleie, ganz fein gemahlen (in der Kaffeemühle oder im Blender)
- 2 Eier
- 300 g Frischkäse
- 1 Teelöffel Backpulver
- Prise Salz

Eier und Käse mixen, Haferkleie und Backpulver dazu geben, leicht salzen. Auf ein mit Backpapier ausgelegtes Blech streichen und bei 180 Grad etwa 15 Minuten backen, bis der Boden eine schöne Farbe angenommen hat.

Für den Belag:

- 200 ml passierte Tomaten
- 150 g Pizzakäse
- Origano
- Schinken, Salami, Würste, Thunfisch, Oliven, Champignons….. alles was Sie mögen, nach Wunsch.

Pizza belegen, und weitere 10 Minuten bei 190 Grad backen, bis der Käse schmilzt. Sie werden über den Geschmack begeistert sein.

3. Käserolle

Hier ist alles Käse: die Roulade und die Fülle;))

Für die Roulade:

- 3 Eier
- 100 g Philadelphia Frischkäse
- ½ Teelöffel Backpulver
- Etwas Salz

Eier trennen, das Eigelb mit dem Philadelphia Käse vermischen, Backpulver zugeben, Eiweiß mit Salz zu steifem Schnee schlagen. Die Eigelbmasse langsam unter das Eiweiß ziehen, und vorsichtig mit der Spatel mischen, damit die Masse luftig bleibt. Auf ein mit Backpapier ausgelegtes Blech streichen, und bei 150 Grad 15-20 Minuten backen. Aus dem Ofen nehmen, und mit dem Backpapier einrollen. Abkühlen lassen.

Inzwischen bereiten Sie die Füllung zu:

- 200 g Feta Käse
- 150 – 200 ml Creme fraiche
- 100 g Parmaschinken oder Speck, in kleine Würfel geschnitten
- 2-3 saure Gurken aus dem Glas, in kleine Würfel geschnitten

Alles gut mischen, Creme fraiche nach Bedarf zugeben, damit die Fülle nicht zu flüssig wird. Die Roulade aufrollen, mit der Füllung bestreichen, und wieder einrollen. Einige Stunden im Kühlschrank ruhen lassen.

Sie können die Rolle vor dem Servieren mit einigen Löffeln saurer Sahne bestreichen und mit grob gehackten Erdnüssen bestreuen.

4. Muffins

Diese Muffins können Sie als Abendbrot mit Frischkäse, Butter oder Salami genießen, aber auch zum Frühstück eignen sie sich gut.

- 4 Eier
- 200 ml Creme fraiche
- 100 g Sesam, gemahlen
- 3 Esslöffel Haferkleie, fein gemahlen
- 100 g Gouda, geraspelt
- 50 g feine Speckwürfel
- Eine Handvoll Sonnenblumenkerne
- 1 Teelöffel Backpulver
- Salz und Gewürze nach Wunsch (Kümmel, Fenchel, Chiliflocken….)

Eier und Creme fraiche mixen, Sesam, Haferkleie, Salz und Backpulver dazu geben. Mit einem Löffel Käse, Speck, Sonnenblumenkerne und Gewürze zugeben, alles gut vermengen. Papiermanschetten ins Muffin Blech legen, mit der Masse füllen und mit ein wenig Sesam bestreuen. 15 – 20 Minuten bei 180 Grad backen. Sie schmecken warm und kalt, lassen sich aber auch sehr gut einfrieren.

5. Ausgebackene Blumenkohlröschen

Bei der Ernährung ohne Kohlehydrate verzichtet man auf Mehl und alle Mehlprodukte. Wie Sie trotzdem den Blumenkohl ausbacken können, lesen Sie hier:

- 1 größerer Blumenkohl, in Röschen zerteilt
- 4 Eier
- 1 Teelöffel Salz
- Fett zum Ausbacken (Butter, Kokosöl, Schmalz)

Den Blumenkohl in Salzwasser knapp weich garen. Er muss noch etwas Biss haben. Vollkommen abkühlen lassen. Von den Eiern zunächst das Eiweiß mit etwas Salz sehr steif schlagen, dann mit den Eigelben vermischen. Die Blumenkohlröschen kurz durch die Eimasse ziehen und sofort im heißen Fett ausbacken. Auf Küchenpapier abtropfen, noch ein wenig salzen und genießen.
Wenn Sie es zusätzlich etwas exotischer mögen, geben Sie zur Masse etwas Curry oder Kurkuma dazu, und überraschen Sie Ihren Gaumen!

Kapitel 4: LCHF Brote

Bei der Ernährung, die den Blutzucker in normalen Grenzen hält, sind alle Mehlprodukte, Teigwaren, Kartoffeln und Reis nicht empfehlenswert. Da wir aber manchmal doch etwas „Brot“ brauchen, können wir uns einige leckere Varianten selber backen, die wir dann ohne Reue genießen dürfen. Lassen Sie sich also von unseren Vorschlägen inspirieren.

1. Universalbrot

In einer Kaffeemühle oder Blender mahlen Sie sich folgende „Mehl“-Mischung zusammen:
Insgesamt eine Tasse (200 ml) Mandelmehl, Kokosmehl, gemahlene Leinsamen, Sesam, Haselnüsse, Erdnüsse – was Sie gerade mögen oder zur Hand haben

- 1 Teelöffel Backpulver
- ½ Teelöffel Salz
- 2 ½ Teelöffel fein gemahlene Flohsamen
- 1 Esslöffel Apfelessig
- 2 Eier
- 100 ml kochend heißes Wasser

Den Backofen auf 200 Grad vorheizen. Eine Backform mit Backpapier auslegen. Zunächst alle trockenen Zutaten gut vermischen, dann Eier und Essig zugeben, und zum Schluss das kochend heiße Wasser. So lange mischen, bis sich die teigähnliche Masse von der Schüssel löst.

In die Form geben, glatt streichen, und bei 180 Grad backen. Das dauert je nach Backofen etwa 30 Minuten.

Dieses Brot kann man prima mit Aufstrichen nach Wunsch essen, toasten, aber auch in Scheiben schneiden und einfrieren.

2. Guten-Morgen-Brot

Das Guten-Morgen-Brot ist etwas deftiger und grobkörniger, jedoch sehr lecker und sättigend. Wenn es fertig ist, kann man es einfrieren, und hat so eine praktische Frühstücksgrundlage für jeden Tag.

- 4 – 5 Eier
- 100 g Leinsamen
- 120 g Sonnenblumenkerne
- 125 g Mandeln, grob gehackt
- 100 g weiche Butter (oder 50 g Butter und 50 g Kokosöl)
- 1 Esslöffel Flohsamenpulver
- 100 ml Wasser
- 1 gehäufter Teelöffel Meersalz
- Prise Zimt

Den Backofen auf 170 Grad vorheizen. Leinsamen und Sonnenblumenkerne im Mixer zerkleinern, sie können ruhig etwas grob bleiben. Mit Mandeln vermischen. Die Eier dazu geben, und mit allen anderen Zutaten vermengen. In eine mit Backpapier ausgelegte Backform geben, und mit feuchten Händen einen runden Laib formen. Auf die Oberfläche einige ganze Sonnenblumenkerne streuen. Etwa 45 Minuten backen, auskühlen lassen. Das Brot bleibt einige Tage lang frisch. Im Sommer, wenn es warm ist, bewahren Sie es bitte im Kühlschrank auf oder schneiden es in Scheiben und frieren es ein.

3. 1-2-3-Brötchen

Wenn es mal schnell gehen soll, machen Sie sich diese fixen Brötchen, und lassen Sie sich überraschen, wie gut sie schmecken!

Zutaten:

- 3 Eier
- 100 g Frischkäse
- Prise Salz
- 1 g Backpulver

Den Backofen auf 150 Grad vorheizen. Eier trennen, und aus Eiweiß und Salz einen steifen Schnee schlagen. Eigelb, Käse und Backpulver in einer anderen Schüssel gut vermischen und langsam und sorgfältig unter den Eischnee heben. Nicht rühren, damit der Schnee möglichst luftig bleibt. Auf ein gefettetes Backblech mit einem Esslöffel Häufchen geben, etwa 6 Stück, und auf 150 Grad ungefähr 25 Minuten backen.

Kapitel 5: KUCHEN UND SÜSSSPEISEN

Obwohl wir hier über zuckerfreie Ernährung sprechen, sollten Kuchen und Süßspeisen nicht zu kurz kommen, denn heute gibt es Gott sei Dank viele Möglichkeiten, auch ohne Zucker, und erfreulicherweise auch ohne Mehl trotzdem Kuchen zu backen, damit alle Süßschnäbel unter uns auf ihre Kosten kommen können.

Probieren Sie deshalb diese leckeren süßen Sachen, und bestimmt finden Sie darunter etwas, was Ihnen schmecken wird.

1. Pfannkuchen

Zutaten:

- 2 Eier
- 100 ml Schlagsahne
- 150 ml Mandel- oder Kokosmehl
- 1 Teelöffel Flohsamenpulver
- Prise Salz, Stevia und Backpulver
- Etwas Vanillemark, ausgekratzt
- Geriebene Schale einer Bio-Zitrone

Eier schaumig schlagen, alle anderen Zutaten zugeben, und die Masse etwas stehen lassen. In reichlich Butter kleine Pfannkuchen backen. Mit Waldfrüchten oder geschlagener Sahne servieren.

2. Schoko-Cheesecake

Zutaten:

Für den Boden:

- 300 g Haselnüsse, geröstet und fein gemahlen
- 150 g zerlassene Butter
- 1 Esslöffel Kakaopulver
- Etwas Stevia

Füllung 1.

- 700 g Frischkäse
- 4 Eier
- 75 g Schokolade mit 70% Kakao

Füllung 2.

- 400 g Creme fraiche
- Stevia nach Geschmack
-

Die zerlassene Butter, Haselnüsse, Kakao und Stevia mischen, und mit den Händen in eine Tortenform von 26 cm Durchmesser drücken. Falls die Masse krümelt, ein wenig Wasser dazu geben.

Schokolade im Wasserbad schmelzen, und etwas abkühlen lassen. Käse mit Eiern und Stevia mixen, Schokolade dazu geben und über den Boden gießen. Auf 180 Grad etwa 30 Minuten backen.

Creme fraiche und Stevia über die Füllung 1. gießen, und etwa 10 Minuten im abgeschalteten Backofen lassen.

Den Kuchen zunächst auf Raumtemperatur abkühlen, und dann im Kühlschrank über Nacht stehen lassen. Erst am nächsten Tag aufschneiden. Guten Appetit!

Über den Autor

Ines Scherer ist Autorin von eBooks und Taschenbüchern in den Bereichen Gesundheit und Ernährung. Mit ihren nachstehenden Büchern konnte Sie bisher am meisten Erfolge feiern, da sie konkrete Probleme und damit einen großen Leserkreis ansprechen.

Ines Scherer versucht nicht nur kritisch zu sein, sondern hält auch konkrete Gegenmaßnahmen bereit, die bei bestimmten Problemen angewendet werden können.

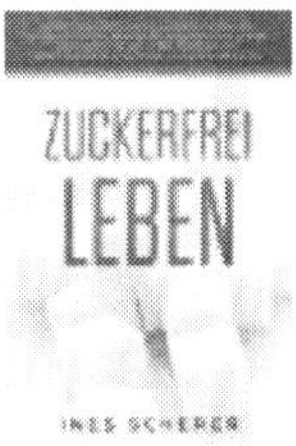

https://www.amazon.de/dp/B07B674VZ3

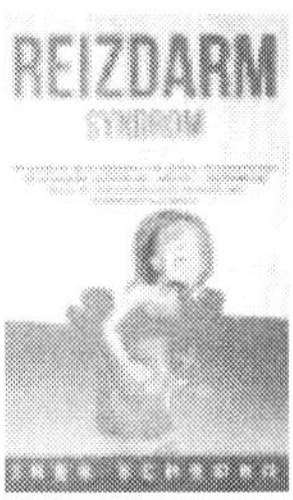

https://www.amazon.de/dp/B079FMJBJN

Über den Bücherzug

Wie andere Autoren auch nimmt Ines Scherer regelmäßig an der Aktion Bücherzug teil.

Der Bücherzug hat es sich zur Aufgabe gemacht bei seinen treuen Lesern regelmäßig vergünstigte eBooks / Taschenbücher abzuliefern. Dafür fährt dieser kleine Helfer seine Autoren ab und sammelt Sonderaktionen ein, damit er mit diesen auf schnellstem Weg bei seinen treuen Lesern vorbeifahren kann.

Neugierig? Hier erfahren Sie mehr:
http://www.buecherzug.de

Impressum

1. Auflage

Kontakt: Ruben Herzhoff / Mozartstr. 6 / 47239 Duisburg
Mail: booksunlimited85@gmail.com

Covergestaltung: germancreative @ fiverr

Coverfoto: Egg on fresh healthy vegetables light meal …

37887572R00033

Printed in Poland
by Amazon Fulfillment
Poland Sp. z o.o., Wrocław